NOTICE

SUR UN

NOUVEAU SPECULUM-OCULI.

EXAMEN CRITIQUE
SUR DEUX NOUVELLES OPÉRATIONS.

OBSERVATIONS
SUR LE STRABISME ET SUR SON OPÉRATION.

RÉFLEXIONS

Sur la transmission des rayons lumineux à la rétine et au cerveau,
et pourquoi les objets sont représentés dans leur état naturel
et non renversés,

PAR **M. DE TADINI**, MÉDECIN-OCULISTE,

à Lunéville (Meurthe).

BESANÇON,
IMPRIMERIE DE VEUVE CHARLES DEIS,
GRANDE-RUE, 43.

1850.

NOTICE

SUR UN

NOUVEAU SPECULUM-OCULI.

EXAMEN CRITIQUE

SUR DEUX NOUVELLES OPÉRATIONS.

OBSERVATIONS

SUR LE STRABISME ET SUR SON OPÉRATION.

RÉFLEXIONS

Sur la transmission des rayons lumineux à la rétine et au cerveau,
et pourquoi les objets sont représentés dans leur état naturel
et non renversés,

PAR M. DE TADINI, MÉDECIN-OCULISTE,

Lunéville (Meurthe).

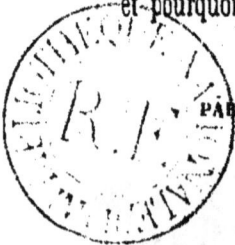

BESANÇON,

IMPRIMERIE DE VEUVE CHARLES DEIS,

GRANDE-RUE, 43.

1850.

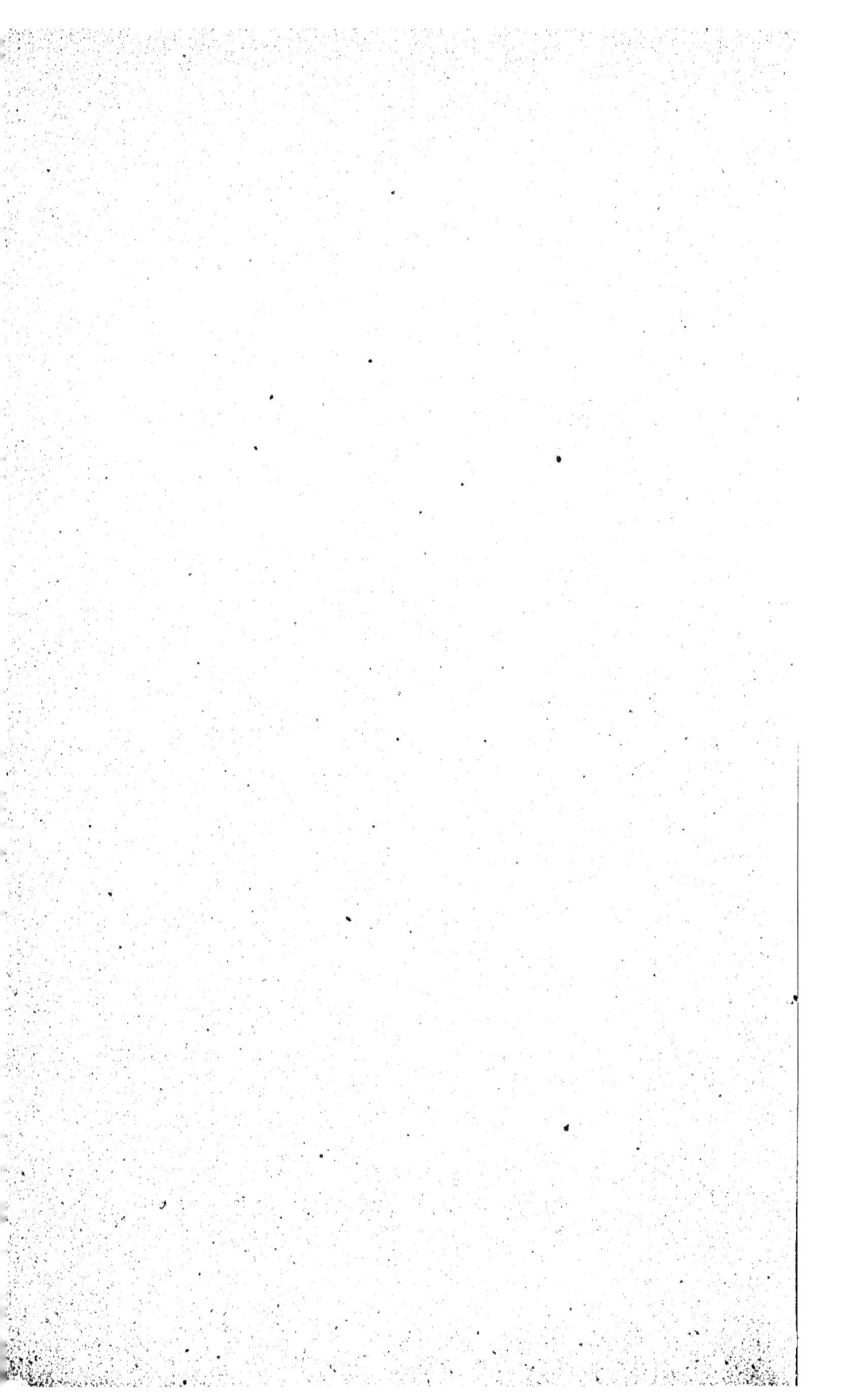

NOTICE

SUR UN

NOUVEAU SPECULUM-OCULI,

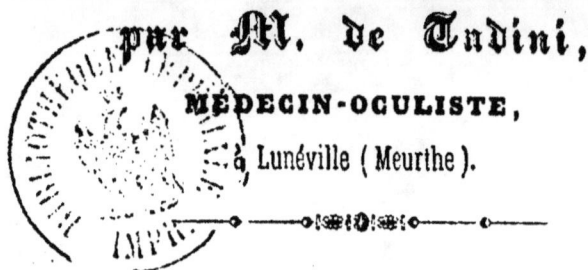

par M. de Tudini,

MÉDECIN-OCULISTE,

à Lunéville (Meurthe).

————◇——◈◉◈——◇————

Les opérations de la Cataracte ont, à diverses époques, été modifiées, soit par le mode propre de l'opération, extraction ou dépression, etc., soit par les instruments qui servent à leur exécution. Parmi ces derniers, les ophtalmostats sont, sans contredit, ceux qui ont le plus exercé l'imagination des praticiens.

En effet, le mode de fixation du globe de l'œil et des paupières a toujours laissé quelque chose à désirer. Rarement cette condition fort essentielle de l'opération se trouve remplie par les anneaux, crochets, releveurs, etc.; plus rarement encore les ophtalmologistes ont à leur disposition une personne intelligente dont le doigt exercé puisse suppléer à l'emploi de ces instruments. Tantôt le tarse se renverse, tantôt la paupière échappe dans le temps même de l'opération; ici, pour résister à l'action des muscles de la paupière, l'aide exerce une trop forte pression, ou bien le doigt touche et irrite la conjonctive; enfin, il n'y a pas toujours harmonie entre l'aide et l'opérateur, et ce défaut de concours peut influer défavorablement sur la manœuvre et les suites de l'opération.

Comme je l'ai dit, beaucoup d'instruments diversement modifiés, soit par Pamard, Demours, Wentzel, Pellier, et plus récemment tout l'arsenal de ténotomie oculaire, semblaient ne laisser que l'embarras du choix, et pourtant je n'ai pas trouvé qu'aucun pût atteindre convenablement le but indiqué.

Celui qui s'en approchait le plus était le speculum de Lusardi; mais cet instrument ne contient pas suffisamment la paupière supérieure. Il faut qu'il soit double, ne s'appliquant qu'à l'un ou l'autre œil; son diamètre n'est pas variable, il ne s'étend pas et ne se rétrécit pas à volonté, suivant la dimension des paupières, et conséquemment il ne peut pas, par une juste application, contenir toujours et également le globe et les paupières sans les irriter et les fatiguer.

Je crois avoir obtenu par mon speculum tout ce que l'on peut désirer. Sa forme et la manière dont il est monté en permettent l'application sur l'un ou l'autre œil.

Sa tige, divisée en deux branches séparées par un ressort, permet d'étendre et de resserrer à volonté ses deux hémicyles, destinés à contenir le globe et écarter les paupières.

Le manche est entièrement creux; il est traversé par les deux parties de la tige réunies; cette tige se termine par une vis de rappel qui, au moyen d'un écrou fixe, effectue la rétraction ou la sortie des branches du speculum, à l'endroit où le ressort intermédiaire exerce son action, et donne à cet instrument le diamètre exact que commande l'organe sur lequel on opère.

Je n'ai pas l'intention de faire ici des phrases et une amplification sur l'utilité de mon speculum; sa simple description suffira pour en constater les avantages et le faire adopter par les personnes qui s'occupent plus spécialement de cette partie de la chirurgie.

Lorsque j'ai imaginé cet instrument, je l'ai fait faire pour moi et n'avais nulle envie de le publier. Je n'ai cédé qu'aux sollicitations des médecins devant lesquels je m'en suis servi depuis quinze ans, qui l'ont jugé favorablement et m'ont engagé à le faire connaître. Je ne sais comment il sera accueilli, mais j'espère que l'on ne m'attribuera pas d'autre intention que celle d'être utile.

On remarquera qu'au lieu d'être à jour, mon speculum est formé d'une lame d'argent à double courbure, dont la plus étroite A, fig. 1 et 2, s'applique sur le globe, qu'elle contient sans une forte pression, tandis que la courbure B, plus large, reçoit et contient les tarses des paupières et les isole complètement.

L'écartement des deux hémicycles A. A, est un peu fort, lorsque l'instrument est fermé, et se trouve assez difficile à appliquer, par les personnes peu habituées à s'en servir, sur les yeux dont les paupières sont peu ouvertes; on peut, en ce cas, le faire établir avec un peu moins d'écartement.

DESCRIPTION DU SPECULUM.

FIG. 1.
Speculum fermé vu de face.
(Voyez la Planche.)
FIG. 2.
Speculum ouvert dans sa plus grande étendue.
FIG. 3.
Speculum vu de côté, avec s courbure pour loger le nez.
1. Virole à ouverture carrée.
2. Cuvette.

3. Écrou tenant à la cuvette.
4. Vis de rappel.
5. Tige principale.
6. Petite tige.
7. Ressort pour opérer l'écartement.
8. Charnière.

Il doit exister une rainure à l'intérieur de chaque tige, pour y loger le ressort lorsque l'instrument est fermé.

Lorsque j'ai publié, il y a un an, cette petite notice, je l'ai fait, ainsi que je l'ai dit, dans le but d'être utile aux chirurgiens qui pratiquent l'opération de la Cataracte, en la leur rendant plus facile, en leur donnant plus de sécurité sur la fixité des paupières, et, par conséquent, plus de certitude pour son exécution et son succès.

Je ne sais si je réussirai, si tous mes confrères reconnaîtront à mon instrument les mêmes avantages que je lui reconnais.

—

Avant et depuis cette publication, j'ai eu occasion de voir souvent des anciens et nouveaux praticiens si fortement induits en erreur sur quelques cas ophtalmologiques, que, en vérité, quelle que soit ma répugnance de fronder les opinions et les actes des autres, je ne puis me dispenser de me prononcer sur certaines opérations nouvelles, publiées par quelques *faiseurs* de notre époque, et de mettre en garde contr'eux les praticiens qui, sur la foi de leurs assertions, pourraient les essayer.

Pour procéder par ordre de date, je parlerai de la nouvelle opération *inventée* et publiée par un chirurgien de Paris, qui consiste à enlever un ou deux feuillets et plus, au besoin, de la cornée transparente, dans le cas d'albugo ou leucoma.

Il faut être bien peu physiologiste en matière d'ophtalmologie, rejeter entièrement ce que l'anatomie nous enseigne, ou prendre pour des ignorants (à son choix) les chirurgiens auxquels il s'adresse, non-seulement en leur parlant de sa *découverte*, mais en leur annonçant les succès qu'il a obtenus. (1)

Cette tentative d'opération n'est pas nouvelle; car, comme lui, un autre ophtalmologiste (2) avait essayé, en 1760, la dénudation de la cornée transparente sans le moindre succès (3).

D'autres aussi avaient imaginé de limer la cornée transparente, avec de petites limes en or, sans encore le plus petit avantage; que dis-je? mais loin d'en obtenir, toutes leurs tentatives n'ont procuré que de fortes inflammations, qui, toujours, ont augmenté la maladie, et souvent la perte de l'œil sur lequel on avait opéré s'en est suivie.

Une simple observation qui sera comprise, non-seulement par les ophtalmologistes spéciaux, mais par tous les chirurgiens, doit

(1) Le lecteur a dû remarquer que j'ai souligné le mot *découverte*, parce que l'idée n'est pas de ce chirurgien.

(2) Le comte de Tadini, mon bisaïeul, chirurgien-major des armées de Don Carlos, chirurgien-oculiste de Monsieur, frère du roi (depuis Louis XVIII), du comte d'Artois (Charles X), de S. A. R. le duc de Chartres (Louis-Philippe), etc.

(3) Il s'est bien gardé d'en publier la réussite.

faire raison d'une semblable opération : c'est qu'en admettant qu'il soit facile d'enlever un ou deux feuillets de la cornée transparente (ce dont je doute beaucoup), en admettant aussi qu'il en reste, l'opération terminée, d'assez transparents (ce dont je doute encore), que peut-il en résulter? le voici : pour le moment, le malade pourra, peut-être, distinguer faiblement quelques objets; mais l'inflammation venue, ce qui est inévitable, la cornée ou plutôt ce qui reste de la cornée perdra de nouveau sa transparence par l'effet de la cicatrisation ; en conséquence, quel peut être le fruit de cette opération ?

Pour prévenir les objections qui peuvent m'être faites, on peut me dire, qu'après les opérations de Cataracte par extraction, les cicatrices se font, le plus ordinairement, sans laisser de traces.

Ceci est très-vrai, et je suis peut-être plus que personne en mesure de pouvoir l'affirmer. (1) Mais je répondrai qu'il y a une différence énorme à établir entre l'opération de la Cataracte et celle dont il est question.

Il faut d'abord remarquer que la cornée transparente, dans le premier cas, est saine et n'est sous aucune influence morbifique; car lorsqu'il en est autrement, l'opération laisse non-seulement des traces à l'endroit de la cicatrice, mais bien souvent devient infructueuse par suite de l'inflammation qui se développe, par exemple, chez les personnes d'une constitution scrofuleuse, syphilitique, etc., etc. Je disais donc que l'ouverture de la cornée transparente est faite dans une membrane saine, et puis, qu'il faut remarquer aussi que la blessure est faite dans son épaisseur, tandis que dans le second cas, l'opération serait pratiquée, non dans l'épaisseur, mais à la surface et sur une plus grande étendue d'une membrane déjà, depuis plus ou moins de temps, dans un état morbide permanent occasionné par des vices scrofuleux, herpétiques, vénériens, et autres causes des inflammations aiguës qui ont déterminé des ulcérations de la cornée, qui, par suite de la cicatrisation, ont laissé un albugo.

Je ne pense pas que ce Monsieur ne veuille parler que de la conjonctive qui tapisse la face antérieure de la cornée transparente, car ce qu'il dit est trop explicite pour pouvoir s'y méprendre. Dans ce cas, il n'y aurait point d'albugo, mais tout simplement un ptérigion qui, en effet, peut être opéré. Mais ces maladies n'ont aucuns rapports, ni pour la forme, ni pour la couleur. Le ptérigion est toujours rouge, plus ou moins, prend son origine dans l'un des angles de l'œil, plus ordinairement dans le grand;

(1) Attendu que, bien que depuis 18 ans je n'opère plus la cataracte que par la méthode de l'abaissement, je possède cependant près de 2,000 cristallins opaques que j'ai extraits, dont 100 ou 150 noirs.

quelquefois dans les deux en même temps (double ptérigion), et se prolonge sur la cornée, tandis que l'albugo est placé sur la cornée d'une manière isolée, toujours blanc, ayant cependant quelquefois une teinte brune, mais seulement lorsqu'il y a eu hernie de l'iris, et que cette membrane est restée engagée dans la cicatrice et adossée à la face postérieure de la cornée.

D'après toutes ces considérations, cette opération est impraticable, et il est absurde de la proposer aux chirurgiens qui, sur la foi d'un nom fait, d'une réputation établie, pourraient se laisser séduire, et plus inconséquent encore, d'annoncer que l'on a réussi.

Que l'on me permette un exemple à ce sujet : un médecin, aussi savant que modeste, d'une loyauté parfaite, et d'une réputation justement acquise, bien convaincu que l'on ne pouvait avoir l'idée d'en imposer au corps des médecins, ayant eu occasion de faire un voyage à Paris, visita quelques hôpitaux, et vit, dans l'un d'eux, un ou plusieurs individus *guéris* par cette opération qui leur avait été pratiquée.

A son retour, il me raconta ces faits, et me parut enchanté d'une telle découverte. J'admirai cet exemple de la franchise qui le caractérise, qui ne lui permet pas de douter de la véracité d'autrui, et je lui demandai s'il avait vu ces opérés avant les opérations; il me répondit négativement, mais qu'il avait cru, n'ayant nul motif de suspecter la bonne foi de celui qui lui disait : « J'ai fait et obtenu ce que vous voyez. » Je lui expliquai pourquoi je regardais cette opération impraticable, lui prédis que cette belle *découverte* n'aurait pas de suite, que le bon sens en ferait justice, et c'est effectivement ce qui est arrivé.

Eh bien, s'il a été possible de séduire un tel homme, que sera-ce donc pour les chirurgiens moins expérimentés ?

Ce que je vois de plus clair et de plus dangereux en même temps, dans la publication de cette opération, faite par un homme qui n'est pas sans influence dans le monde médical, c'est qu'elle donne largement matière de l'exploiter, au charlatanisme et à la mauvaise foi. En effet, un individu ayant un albugo, aura été déclaré incurable par un homme consciencieux, s'adressera, après, à quelqu'autre moins délicat qui le trompera en l'opérant : que pourra-t-on dire alors, à cet homme, lorsqu'il se présentera armé, pour sa défense, de la publication en question ? Il prouvera, pièce en main, que l'opération pouvait être pratiquée, et que l'on ne peut attribuer l'insuccès qu'aux chances qui sont attachées aux opérations ordinaires.

Il est encore un autre fait que je ne veux pas passer sous silence, qui excitera bien certainement l'hilarité de ceux de

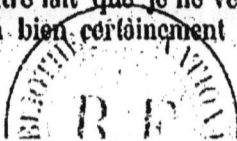

mes confrères qui me liront, et qui, cependant, provoque le mé-
pris par son audace.

Il existe à Lille (Nord) un homme, un *médecin*, qui a publié
un écrit (que j'ai lu), sur la kérato-plastie, ou substitution d'une
cornée transparente par une autre. Je le laisse parler : « Je cou-
» pai circulairement et enlevai complètement la cornée transpa-
» rente de l'œil d'un petit chien, je fis la même opération à l'œil
» d'un lapin, j'appliquai la cornée du lapin au petit chien, la
» cicatrisation se fit parfaitement ; seulement, après la guérison,
» la cornée transparente resta plus applatie et n'avait pas sa
» convexité naturelle. (1) »

On voit, surtout par ce dernier fait, combien on doit se tenir
en garde contre les novateurs.

Je dois cependant avouer que ce dernier n'est pas, non plus,
l'inventeur de cette opération ridicule, mais il a le mérite de l'application et du perfectionnement, et, ce qui est encore bien plus
honorable pour lui, celui d'une *complète réussite*.

Celui qui a parlé le premier de cette substitution d'une cornée
par une autre, est Peillier (2), qui, assimilant la cornée transparente à un verre de montre, proposa d'en placer une artificielle,
soit en verre ou en corne (au choix de l'amateur). Il décrit le
mode opératoire, l'anneau dans lequel on doit enchâsser la cornée
artificielle, la rainure qui doit loger la sclérotique, les fils de soie
qui doivent attacher cela, le tout est représenté sur des planches,
rien n'y manque, c'est charmant.

Seulement, il avoue avec franchise, que c'est une opération
qu'il n'a pas faite, mais qu'il la juge très-faisable, et il espère qu'un
autre la pratiquera.

Cet autre s'est fait attendre longtemps, il est vrai, mais l'art
n'a rien perdu pour cela, car M. N..... de Lille (Nord), a enchéri
sur cette idée, et encore donne une cornée transparente naturelle.

OBSERVATIONS SUR LE STRABISME
ET SUR SON OPÉRATION.

Je n'ai pas la prétention de chercher à faire un gros livre pour
y intercaller quelques idées et quelques observations que j'ai pu
faire dans le cours de ma longue pratique. Je laisse ce soin à d'autres, et j'en connais qui font des masses de livres, avec de plus

(1) Le petit chien a dû, naturellement, porter de fortes lunettes de
presbyte, pour remplacer la convexité ; mais c'est un petit inconvénient ; ce succès n'en est pas moins miraculeux.

(2) Peillier de Quinsy est auteur d'un ouvrage sur les maladies des
yeux, en 2 vol. in-8, où il est bien souvent de la même force.

grosses masses d'ouvrages compilés et plus ou moins textuellement rendus.

Je n'ai pas l'intention, non plus, de viser à la qualité d'auteur, mais le noble désir d'éclairer, si je le peux, mes confrères, en leur communiquant mes observations sur l'opération du strabisme, mes idées sur la physique de l'œil et sur la manière dont les objets sont portés sur la rétine.

STRABISME.

L'opération du strabisme est une découverte toute récente, comme chacun sait. Elle a eu et a encore ses détracteurs et ses défenseurs. Beaucoup d'entre ces Messieurs, d'après ce que j'ai vu et pu en juger, blâmaient parce que d'autres approuvaient, ou ne jugeaient que par les autres, sans avoir fait par eux-mêmes, laissant de côté le vrai pour satisfaire leurs petites passions jalouses.

D'autres, cependant, blâmaient consciencieusement, parce qu'ils avaient cru y reconnaître, ou des dangers que je signalerai, ou de simples imperfections.

Je suis loin de me faire le champion de tel ou tel homme ; je n'ai pas voulu me prononcer et soumettre mes observations avant d'avoir expérimenté pendant plusieurs années, avant d'en avoir opéré une certaine quantité.

Enfin, après huit ou neuf ans de pratique, après en avoir opéré plus de 1,200, je me crois suffisamment en mesure de pouvoir en parler avec connaissance de cause et la plus rigoureuse impartialité.

Le Diagnostique est, en général, assez facile ; mais cependant, il existe des cas où il est très-difficile, et c'est tout justement ce qui a mis beaucoup de praticiens peu exercés à même de commettre des erreurs et d'éprouver les accidents qu'ils ont signalés.

Ainsi, pour reconnaître l'œil affecté de strabisme, on place le sujet sur une chaise, et se plaçant soi-même à deux ou trois mètres devant lui, on lui montre un point de mire (ordinairement c'est le bout du doigt); alors il est facile de juger quel est l'œil dévié, et l'on peut opérer avec sécurité ; cela se passe ainsi dans les cas ordinaires, et, assurément, ce n'est pas dans ceux-ci que les accidents sont arrivés.

Il y en a d'autres qui sont assez rares cependant, où il est très-difficile de reconnaître, sans une très-grande attention et plusieurs expériences, quel est l'œil affecté de strabisme.

A la première inspection, on paraît convaincu que tel œil est celui qui est dévié; à la seconde, après avoir toutefois fait fermer de nouveau les yeux, c'est l'autre qui paraît dévié, et le premier qui paraissait atteint de déviation est parfaitement droit.

Ces épreuves faites plusieurs fois, donnent toujours les mêmes résultats; c'est tantôt l'un et tantôt l'autre. Que faut-il faire alors ? une chose bien simple et que beaucoup de chirurgiens ont négligée, soit par incurie ou par ignorance : il faut, après avoir placé, bien en face du sujet, le point de mire dont j'ai parlé, le lui faire suivre des yeux fortement à droite et à gauche, sans tourner la tête de côté; on reconnaît facilement, après cette dernière épreuve, quel est le muscle qui offre de la résistance, et par conséquent l'œil à opérer.

Il faut aussi convenir que quelquefois il existe une légère déviation à l'autre œil; mais si c'est peu de chose, le rétablissement du plus dévié qui a été opéré provoque, après un certain temps, la rectitude de l'autre; si la déviation persiste, il faut en ce cas opérer l'autre œil qui est resté dévié. Cela arrive très-rarement, car je n'ai été obligé de le faire que deux ou trois fois.

Je suis convaincu que les chirurgiens qui ont parlé des accidents qui leur étaient arrivés en signalant une déviation *externe*, après avoir opéré un strabisme *interne*, n'avaient pas pris les précautions dont je viens de parler, et avaient maladroitement opéré l'œil qui n'était que peu ou point du tout dévié. Il est évident que dans ce cas la déviation a dû se manifester subitement du côté opposé. C'est donc la faute du chirurgien, c'est sa maladresse qu'il faut accuser, et non le vice de l'opération ; mais le chirurgien qui a fait la bévue se garde bien de rapporter exactement les faits et de s'en attribuer le blâme.

Ces accidents n'arrivent pas lorsque l'opération est pratiquée convenablement, parce qu'ils ne peuvent arriver; on a beau dire que la saine raison démontre que lorsqu'un muscle est coupé et pour ainsi dire détruit, le muscle opposé ayant toute son action, il en résulte une déviation inverse; je répète que cela ne peut pas être, et voici sur quoi je fonde mon opinion.

Ce n'est pas le muscle du côté duquel se trouve la déviation qui est trop contracté, qui offre trop de résistance, mais bien le muscle opposé, qui est relâché, inerte, et qui, par conséquent, n'a pas assez d'action pour maintenir le globe dans son état naturel. J'étaye mon raisonnement sur ce fait que j'ai toujours vu et que tous les praticiens ont vu comme moi : c'est que lorsqu'il est arrivé un accident, un coup à la figure de quelqu'un, et que cet accident a déterminé une déviation de la bouche, cette déviation n'existe jamais du côté de la face où le coup a porté; les muscles du côté dévié ne sont ni plus forts, ni plus contractés qu'avant; mais les autres étant paralysés ou seulement relâchés, il ne peut y avoir égalité de force, ni équilibre; de là, la déviation. Pourquoi n'en serait-il pas de même pour le strabisme?

Au reste, je donne des faits à l'appui de ce que j'avance. J'ai pratiqué 150 ou 200 opérations de strabisme, seulement dans les cinq départements qui m'environnent, *la Meurthe, la Moselle, les Vosges, la Meuse et les Ardennes*, et je défie que l'on me représente un seul de ces accidents.

Je sais bien que quelques-uns ont eu lieu dans la Meurthe et la Moselle ; mais comme ils ne sont pas de mon fait, je n'ai point à m'inquiéter des actions des autres ; j'ai dit plus haut pourquoi ils étaient arrivés.

Il existe un autre genre de strabisme, qui n'est le plus souvent que momentané: c'est le cas où les yeux sont frappés de mouvements convulsifs presque continuels ; une déviation plus ou moins prononcée se manifeste tantôt à l'un ou à l'autre des yeux ; c'est un strabisme qu'il ne faut pas opérer, et si l'on est assez téméraire ou inexpérimenté pour l'entreprendre, il est évident que les accidents arriveront ; mais à qui la faute ?

Plusieurs chirurgiens ont dit que cette opération n'est pas un moyen de guérison pour longtemps, que la déviation n'est que momentanément détruite, et reparaît plus tard : dans l ucoup de cas, cette objection s'est trouvée malheureusement vraie, je dois en convenir, et je connais une famille où cela est arrivé ; mais la faut   est à l'opérateur.

Cet accident est le point difficile de l'opération. La déviation étant en raison, non pas du plus ou du moins de contraction du muscle du côté dévié, mais bien du relâchement de celui opposé, il faut, en conséquence, que l'opérateur juge de l'opération et détermine la manière dont il la pratiquera ; c'est-à-dire, s'il doit simplement faire la section du muscle si la déviation est faible, et s'il pense que cela suffira pour donner assez d'extension au muscle et rendre à l'œil sa rectitude naturelle, ou, dans une déviation plus prononcée, comme il faut faire l'excision, quelle sera la perte de substance à effectuer, pour pouvoir être en harmonie avec le muscle opposé et rétablir le parallélisme ; car il est évident que si on coupe trop ou trop peu, il n'y a plus égalité d'étendue et de force entre les muscles.

Le seul inconvénient que l'on puisse raisonnablement attribuer à cette opération, c'est qu'il arrive *quelquefois seulement*, que l'œil opéré est atteint d'une légère exophtalmie, et ce n'est qu'en raison de la plus ou moins grande perte de substance que l'on a été obligé de faire. C'est en définitive fort peu de chose comparativement surtout au strabisme, et dans le plus grand nombre de cas que j'ai opérés, cela n'était pas visible. Mlles B......, de Besançon, et G....., de Charleville, sont deux de mes nombreux exemples ; et cependant ces demoiselles étaient atteintes de strabisme de telle force, que les cornées transparentes étaient cachées dans les angles.

La difficulté de cette opération consiste donc dans l'appréciation et dans l'exécution de la perte de substance, c'est une affaire de tact et d'habitude; la réussite dépend de l'habileté de l'opérateur.

Parce qu'une opération est difficile, il ne s'ensuit pas qu'elle soit mauvaise et qu'il faille la rejeter. C'est une opération très-certaine, lorsqu'elle est bien faite, et n'offre nul danger; en conséquence, je me fais un devoir de proclamer les noms de Strummeyer et Diffembach, comme ayant rendu un service immense à l'humanité par leur belle découverte.

REFLEXIONS

Sur la manière dont les rayons lumineux arrivent sur la rétine, et comment ils y sont présentés.

Le sujet que je vais traiter, mes idées que je vais soumettre, me donnent une tâche tellement difficile à remplir, que ce n'est qu'avec la plus grande réserve que je m'y décide.

J'en ai parlé souvent avec quelques médecins, qui tous ont paru approuver mes observations et m'ont engagé à les publier. Je ne sais si j'ai raison ou tort de me rendre à leurs sollicitations, mon système, s'il est accueilli, ayant pour but de faire crouler l'échafaudage des théories établies jusqu'à présent, et acquises par les travaux laborieux d'hommes bien plus savants que moi, et devant lesquels je m'incline.

Mon opinion a donc à lutter contre la chose jugée; je ne sais si je développerai mes idées de manière à me faire bien comprendre. Je me répéterai probablement très-souvent, car je n'ai pas l'habitude d'écrire (comme on a pu déjà s'en apercevoir). Mon intention a été de m'expliquer clairement, et j'aurai atteint mon but si je l'ai fait avec assez de précision pour mériter l'attention et faire de sérieuses réflexions sur mon léger travail.

L'anatomie et la physiologie nous démontrent que le point unique de nos sensations se trouve au cerveau; que c'est de ce foyer que partent les sensations nerveuses, pour se propager dans toute l'économie. C'est donc à lui aussi qu'elles arrivent toutes; il en est le centre commun.

Les nerfs consacrés aux mouvements, à la volonté, aux passions, partent du cerveau; ceux, au contraire, qui nous mettent en rapport avec ce qui nous environne, qui font naître nos sensations, arrivent du dehors et viennent à lui.

Partant de ce principe, et reconnaissant le système nerveux comme l'agent de nos facultés physiques et morales, j'essaierai de démontrer, à l'aide de l'anatomie, que la théorie qui admet que les rayons lumineux, ainsi que la perception des objets, arrivent renversés au fond de l'œil, comme dans une chambre obscure, est une grande erreur.

En effet, ceux qui se sont occupés de la physique de l'œil, ont établi leur système de cette manière; ils ont dit : « L'œil est tapissé intérieurement par une membrane noire (la choroïde); la » chambre obscure est également noire; les rayons lumineux » arrivent à l'œil et sont rassemblés en faisceau par un corps » convexe, comme pour la chambre obscure; les objets se pré- » sentent renversés dans la chambre obscure; donc les mêmes » phénomènes doivent avoir lieu dans l'œil, les objets doivent » être renversés. »

Des recherches, des expériences ont été faites qui ont paru concluantes en faveur de ce système (je parlerai de l'une d'elles à la fin de ce mémoire); mais si on avait eu égard à l'anatomie de l'œil, je doute fort que l'on se fût arrêté à cette idée; on n'aurait pas rejeté complètement l'anatomie et la physiologie, comme on l'a fait, pour ne s'occuper que de la physique. On aurait remarqué, au contraire, que la chambre obscure est un corps rare, entièrement vide; que l'œil est un corps solide (au moins comparativement à la chambre obscure); l'intérieur est occupé par le corps vitré, qui est formé par une membrane cellulaire; en conséquence, les rayons lumineux ne peuvent pas arriver au fond de l'œil, comme dans la chambre obscure, attendu qu'ils ont ce corps vitré à traverser, et qu'il doit nécessairement s'opérer un travail par lequel les rayons lumineux doivent être brisés. Ainsi, la théorie des objets renversés est au moins incertaine. Je crois qu'ils ne le sont pas, et ne peuvent l'être. C'est ce que je vais tâcher de prouver.

Mais examinons, avant tout, quelle a pu être l'intention du créateur. Peut-on raisonnablement croire qu'il ait voulu que nous les vissions renversés, pour ensuite, par un effet de l'habitude ou d'un phénomène *inexplicable*, les rectifier dans notre imagination, et les voir tels qu'ils sont? Je crois encore que non, car l'enfant en bas âge voit les objets comme ils doivent être vus, et il n'a pas encore eu le temps de rectifier ses idées par l'habitude. Quant au phénomène *inexplicable* qui opère cette rectification, le mot seul explique mon insuffisance.

Mais à quoi bon faire ces suppositions? Pourquoi chercher les difficultés, lorsqu'il est un moyen si simple d'expliquer la physique de l'œil, en s'étayant de l'anatomie ?

Je ne ferai pas une description complète de l'œil, parce que cela me paraît parfaitement inutile ; je la ferai en ce qui touche seulement le mécanisme de la vue, et ce qui peut m'amener à démontrer l'erreur.

La cornée transparente est convexe à sa partie antérieure. Après la cornée, il existe un espace appelé chambre antérieure, puis ensuite l'iris qui est percé par un trou rond (pupille) ; entre l'iris et la face antérieure et convexe du cristallin, se trouve un plus petit espace que le premier, appelé chambre postérieure ; enfin, voici le cristallin, objet de mes observations : ce corps a une forme lenticulaire ; il est enchâssé à sa partie postérieure dans un autre corps (humeur ou corps vitré) ; ce corps vitré n'offre quelque solidité que parce qu'il est formé d'une membrane transparente (tunique cellulaire), et renfermé dans une autre membrane (l'hyaloïde). Ce corps vitré occupe exactement tout l'intérieur de la partie postérieure de l'œil, et se trouve en contact avec la rétine, de laquelle part une certaine quantité de filets nerveux qui pénètrent dans ce corps vitré, etc. Ma démonstration n'ayant pas besoin d'autres développements anatomiques, je m'arrête là, et je dis :

Les rayons lumineux arrivés à la face antérieure de la cornée transparente sont convergés, la pénètrent et traversent un corps plus rare, qui est la chambre antérieure, passent par la pupille, traversent encore la chambre postérieure, pour se réunir et être plus fortement convergés de nouveau, à la face antérieure et convexe du cristallin ; ils pénètrent ce corps dense et transparent, et arrivent à sa face postérieure. Que se passe-t-il alors ? C'est que les rayons lumineux qui ont été convergés à la face antérieure du cristallin, se trouvent fortement divergés, après l'avoir parcouru dans son épaisseur et être arrivés à la partie postérieure, qui est évidemment très-concave, par rapport au trajet d'avant en arrière. Il faut remarquer que la partie postérieure du cristallin, qui est enchâssée dans le corps vitré, est beaucoup plus convexe que la partie antérieure, ce qui explique l'extrême divergence que les rayons lumineux doivent subir, arrivés à la partie postérieure.

Les rayons lumineux, divergés et répartis dans toute la concavité de la partie postérieure du cristallin, pénètrent alors dans le corps vitré ; ils sont, par le fait, des petites cellules dont j'ai parlé (tunique cellulaire), brisés, divisés et répartis en quantité égale, à gauche et à droite, dans toute l'étendue du corps vitré, et arrivent aux filets nerveux qui les transmettent à la rétine, qui, à son tour, les reçoit en une seule sensation, puisqu'ils arrivent tous de la même manière et en portion égale, et les transmet au nerf optique et au cerveau.

Cette démonstration me paraît d'autant plus exacte, que lorsqu'il y a désharmonie dans les fonctions de ces filets nerveux, par suite de l'engourdissement simple ou de la paralysie complète de quelques-uns d'eux, il survient une maladie connue sous le nom d'*hémiopie*.

J'ai parlé, dans le cours de cet opuscule, des différentes recherches et expériences qui ont été faites pour prouver que les objets se présentent renversés au fond de l'œil; il en est une digne de remarque, par la difficulté qu'elle a dû présenter pour son exécution, par l'adresse qu'il a fallu employer pour enlever la partie postérieure de la sclérotique, sans rien déranger aux autres membranes, et par le caractère honorable de celui qui l'a faite.

Dans une visite que j'eus l'honneur de lui faire, il fut question de ce sujet; je lui témoignai mon incrédulité sans m'étendre davantage sur les raisons qui motivaient mon doute. C'est alors qu'il eut la bonté de m'expliquer la dernière recherche qu'il avait faite. Je vais la rapporter autant que je m'en souviens; s'il y a quelques inexactitudes, il n'en faut accuser que ma mémoire : « J'ai pris, m'a-t-il dit, un œil de bœuf, et pour donner plus de » solidité aux parties latérales, je l'ai placé dans un cornet fait » avec du parchemin. Ainsi assujéti, j'ai coupé circulairement et » enlevé toute la partie postérieure de la sclérotique. Ce travail » achevé, j'ai mis à nud la choroïde, j'ai placé une lumière de- » vant l'œil, et je l'ai vue parfaitement renversée à la partie pos- » térieure; depuis cette dernière épreuve, très-concluante pour » moi, je n'ai plus le moindre doute. » Il m'en coûtait, je l'avoue, de me constituer son antagoniste, et de chercher à détruire subitement le fruit d'une expérience si minutieuse; et cependant, il me semble que cela m'eût été facile en lui faisant cette simple observation : l'œil, ainsi renfermé dans un étui, devait avoir pris nécessairement plus ou moins la forme cylindrique, par la compression, et n'avait plus celle sphérique qu'il devait avoir; cela ne pouvait-il pas déranger le trajet des rayons lumineux? Ne remarque-t-on pas cette perturbation, plus ou moins forte, sur l'œil vivant, lorsqu'il est fortement comprimé par le bout du doigt, à ses parties latérales? Enfin, et surtout n'est-il pas à remarquer que l'expérience a été faite sur un œil mort, et que, par conséquent, il n'y avait aucun principe de vitalité, de fluide nerveux, et qu'il ne pouvait y avoir action d'attraction et de conductibilité?

Je ne prétends pas m'ériger en réformateur, je donne mes

idées, et je laisse à d'autres plus experts que moi le soin de vérifier leur exactitude..

Avant de terminer, j'ai besoin de signaler deux phénomènes dont je me suis beaucoup occupé sans pouvoir m'en expliquer les causes :

Le premier, fort commun, est la myodéopsie, ou mouches volantes. Les personnes qui en sont affectées les aperçoivent lorsqu'elles regardent des corps blancs ou lorsqu'elles fixent le ciel; ces petites mouches, après avoir suivi les mouvements de l'œil, redescendent lentement, bien que les regards restent fixés en haut. Elles ont différentes formes; quant à la couleur, elles sont noires ou blanches comme de petites perles. Elles sont rondes et souvent groupées ensemble comme un chapelet. Ce phénomène existe même lorsque les paupières sont closes et à une demi-obscurité.

Il me semble que l'on ne peut penser que ce soient des molécules qui voltigent dans l'humeur aqueuse, attendu qu'on les aperçoit à l'obscurité; cela ne peut être attribué à la rétine, parce que je suppose que la rétine étant immobile, ces mouches le seraient également. Serait-ce une émanation du fluide nerveux ?

Le second, que je n'ai rencontré qu'une seule fois dans ma longue pratique de 40 ans, sur un petit garçon de quinze ans, dans le département des Hautes-Alpes, es'. celui-ci : à chaque mouvement que faisait cet enfant, on voyait au fond de ses yeux une espèce de paillettes ou poussière d'or, qui montaient et redescendaient à peu près comme des gerbes de feu d'artifice qui retombent en pluie de feu. Serait-ce aussi une émanation de ce même fluide nerveux? je ne sais, je n'ose me prononcer, et je crois qu'il sera difficile d'en donner une explication exacte. (Je dois aussi faire remarquer que, dans ce second cas, ces paillettes paraissaient être des corps palpables, et non de simples étincelles.)

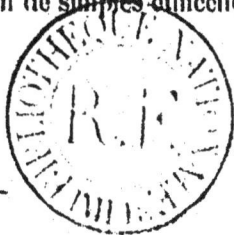

Besançon. — Imprimerie de veuve Ch. DEIS.

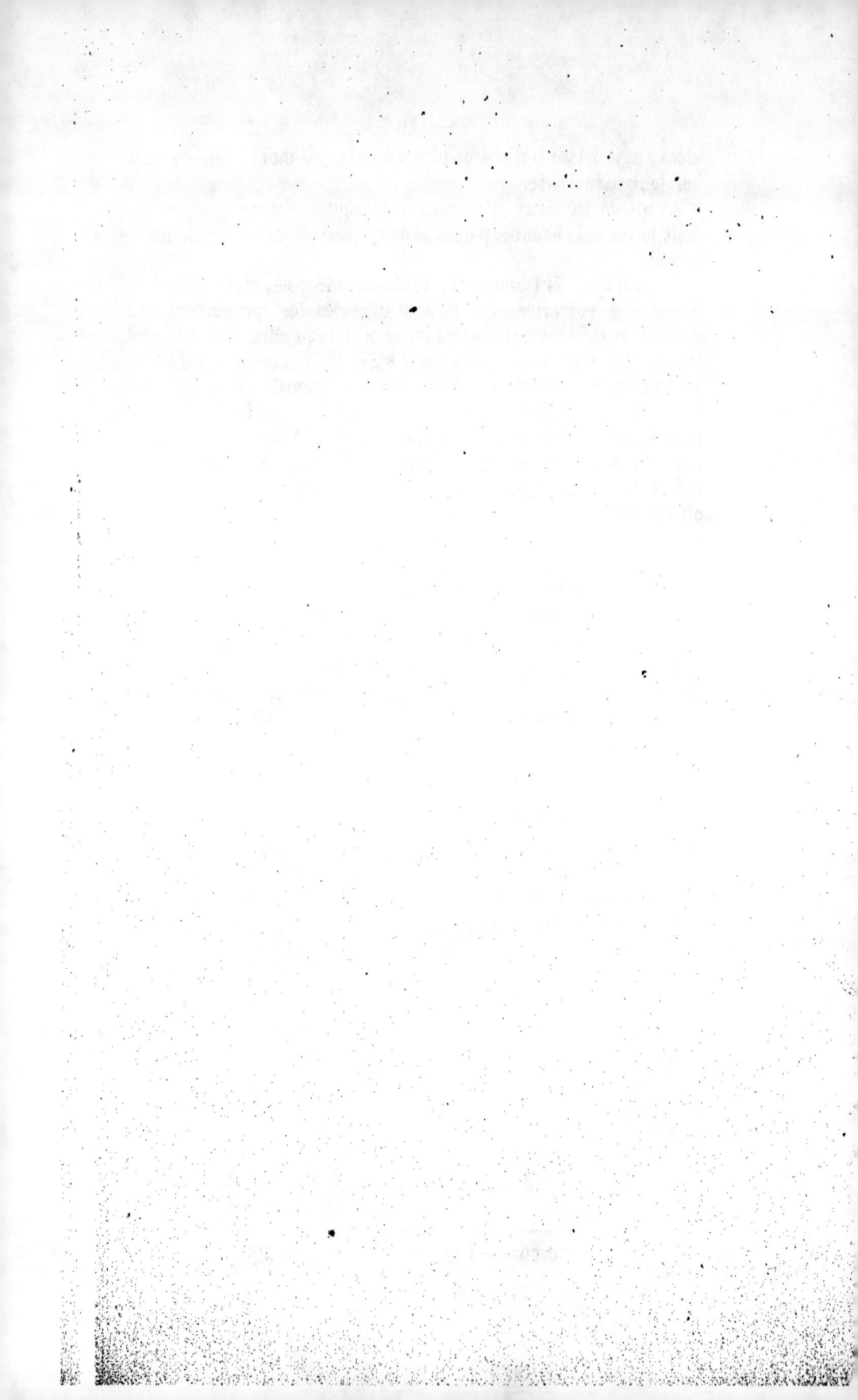